Dati personali

Nome _____
Telefono _____
Indirizzo _____

In caso di emergenza si prega di contattare

Nome _____
Telefono _____
Indirizzo _____

Contatti essenziali

Medico _____
Farmacia _____
Clinica oculistica _____
Dentista _____

Appunti

_____
_____
_____
_____
_____

Inizio settimana: _____   **Fine settimana:** _____

Farmaco e dosaggio giornaliero	Tempo	L	M	M	G	V	S	D
	am.	☐	☐	☐	☐	☐	☐	☐
	am.	☐	☐	☐	☐	☐	☐	☐
	pm.	☐	☐	☐	☐	☐	☐	☐
	pm.	☐	☐	☐	☐	☐	☐	☐
	am.	☐	☐	☐	☐	☐	☐	☐
	am.	☐	☐	☐	☐	☐	☐	☐
	pm.	☐	☐	☐	☐	☐	☐	☐
	pm.	☐	☐	☐	☐	☐	☐	☐
	am.	☐	☐	☐	☐	☐	☐	☐
	am.	☐	☐	☐	☐	☐	☐	☐
	pm.	☐	☐	☐	☐	☐	☐	☐
	pm.	☐	☐	☐	☐	☐	☐	☐
	am.	☐	☐	☐	☐	☐	☐	☐
	am.	☐	☐	☐	☐	☐	☐	☐
	pm.	☐	☐	☐	☐	☐	☐	☐
	pm.	☐	☐	☐	☐	☐	☐	☐
	am.	☐	☐	☐	☐	☐	☐	☐
	am.	☐	☐	☐	☐	☐	☐	☐
	pm.	☐	☐	☐	☐	☐	☐	☐
	pm.	☐	☐	☐	☐	☐	☐	☐
	am.	☐	☐	☐	☐	☐	☐	☐
	am.	☐	☐	☐	☐	☐	☐	☐
	pm.	☐	☐	☐	☐	☐	☐	☐
	pm.	☐	☐	☐	☐	☐	☐	☐
	am.	☐	☐	☐	☐	☐	☐	☐
	am.	☐	☐	☐	☐	☐	☐	☐
	pm.	☐	☐	☐	☐	☐	☐	☐
	pm.	☐	☐	☐	☐	☐	☐	☐

Appunti

Inizio settimana: _____ **Fine settimana:** _____

Farmaco e dosaggio giornaliero	Tempo	L	M	M	G	V	S	D
	am.	☐	☐	☐	☐	☐	☐	☐
	am.	☐	☐	☐	☐	☐	☐	☐
	pm.	☐	☐	☐	☐	☐	☐	☐
	pm.	☐	☐	☐	☐	☐	☐	☐
	am.	☐	☐	☐	☐	☐	☐	☐
	am.	☐	☐	☐	☐	☐	☐	☐
	pm.	☐	☐	☐	☐	☐	☐	☐
	pm.	☐	☐	☐	☐	☐	☐	☐
	am.	☐	☐	☐	☐	☐	☐	☐
	am.	☐	☐	☐	☐	☐	☐	☐
	pm.	☐	☐	☐	☐	☐	☐	☐
	pm.	☐	☐	☐	☐	☐	☐	☐
	am.	☐	☐	☐	☐	☐	☐	☐
	am.	☐	☐	☐	☐	☐	☐	☐
	pm.	☐	☐	☐	☐	☐	☐	☐
	pm.	☐	☐	☐	☐	☐	☐	☐
	am.	☐	☐	☐	☐	☐	☐	☐
	am.	☐	☐	☐	☐	☐	☐	☐
	pm.	☐	☐	☐	☐	☐	☐	☐
	pm.	☐	☐	☐	☐	☐	☐	☐
	am.	☐	☐	☐	☐	☐	☐	☐
	am.	☐	☐	☐	☐	☐	☐	☐
	pm.	☐	☐	☐	☐	☐	☐	☐
	pm.	☐	☐	☐	☐	☐	☐	☐
	am.	☐	☐	☐	☐	☐	☐	☐
	am.	☐	☐	☐	☐	☐	☐	☐
	pm.	☐	☐	☐	☐	☐	☐	☐
	pm.	☐	☐	☐	☐	☐	☐	☐

Appunti

Inizio settimana: _____   **Fine settimana:** _____

Farmaco e dosaggio giornaliero	Tempo	L	M	M	G	V	S	D
	am.	☐	☐	☐	☐	☐	☐	☐
	am.	☐	☐	☐	☐	☐	☐	☐
	pm.	☐	☐	☐	☐	☐	☐	☐
	pm.	☐	☐	☐	☐	☐	☐	☐
	am.	☐	☐	☐	☐	☐	☐	☐
	am.	☐	☐	☐	☐	☐	☐	☐
	pm.	☐	☐	☐	☐	☐	☐	☐
	pm.	☐	☐	☐	☐	☐	☐	☐
	am.	☐	☐	☐	☐	☐	☐	☐
	am.	☐	☐	☐	☐	☐	☐	☐
	pm.	☐	☐	☐	☐	☐	☐	☐
	pm.	☐	☐	☐	☐	☐	☐	☐
	am.	☐	☐	☐	☐	☐	☐	☐
	am.	☐	☐	☐	☐	☐	☐	☐
	pm.	☐	☐	☐	☐	☐	☐	☐
	pm.	☐	☐	☐	☐	☐	☐	☐
	am.	☐	☐	☐	☐	☐	☐	☐
	am.	☐	☐	☐	☐	☐	☐	☐
	pm.	☐	☐	☐	☐	☐	☐	☐
	pm.	☐	☐	☐	☐	☐	☐	☐
	am.	☐	☐	☐	☐	☐	☐	☐
	am.	☐	☐	☐	☐	☐	☐	☐
	pm.	☐	☐	☐	☐	☐	☐	☐
	pm.	☐	☐	☐	☐	☐	☐	☐
	am.	☐	☐	☐	☐	☐	☐	☐
	am.	☐	☐	☐	☐	☐	☐	☐
	pm.	☐	☐	☐	☐	☐	☐	☐
	pm.	☐	☐	☐	☐	☐	☐	☐

Appunti

Inizio settimana: _____   **Fine settimana:** _____

Farmaco e dosaggio giornaliero	Tempo	L	M	M	G	V	S	D
	am.	☐	☐	☐	☐	☐	☐	☐
	am.	☐	☐	☐	☐	☐	☐	☐
	pm.	☐	☐	☐	☐	☐	☐	☐
	pm.	☐	☐	☐	☐	☐	☐	☐
	am.	☐	☐	☐	☐	☐	☐	☐
	am.	☐	☐	☐	☐	☐	☐	☐
	pm.	☐	☐	☐	☐	☐	☐	☐
	pm.	☐	☐	☐	☐	☐	☐	☐
	am.	☐	☐	☐	☐	☐	☐	☐
	am.	☐	☐	☐	☐	☐	☐	☐
	pm.	☐	☐	☐	☐	☐	☐	☐
	pm.	☐	☐	☐	☐	☐	☐	☐
	am.	☐	☐	☐	☐	☐	☐	☐
	am.	☐	☐	☐	☐	☐	☐	☐
	pm.	☐	☐	☐	☐	☐	☐	☐
	pm.	☐	☐	☐	☐	☐	☐	☐
	am.	☐	☐	☐	☐	☐	☐	☐
	am.	☐	☐	☐	☐	☐	☐	☐
	pm.	☐	☐	☐	☐	☐	☐	☐
	pm.	☐	☐	☐	☐	☐	☐	☐
	am.	☐	☐	☐	☐	☐	☐	☐
	am.	☐	☐	☐	☐	☐	☐	☐
	pm.	☐	☐	☐	☐	☐	☐	☐
	pm.	☐	☐	☐	☐	☐	☐	☐
	am.	☐	☐	☐	☐	☐	☐	☐
	am.	☐	☐	☐	☐	☐	☐	☐
	pm.	☐	☐	☐	☐	☐	☐	☐
	pm.	☐	☐	☐	☐	☐	☐	☐

Appunti

Inizio settimana: _____ **Fine settimana:** _____

Farmaco e dosaggio giornaliero	Tempo	L	M	M	G	V	S	D
	am.	☐	☐	☐	☐	☐	☐	☐
	am.	☐	☐	☐	☐	☐	☐	☐
	pm.	☐	☐	☐	☐	☐	☐	☐
	pm.	☐	☐	☐	☐	☐	☐	☐
	am.	☐	☐	☐	☐	☐	☐	☐
	am.	☐	☐	☐	☐	☐	☐	☐
	pm.	☐	☐	☐	☐	☐	☐	☐
	pm.	☐	☐	☐	☐	☐	☐	☐
	am.	☐	☐	☐	☐	☐	☐	☐
	am.	☐	☐	☐	☐	☐	☐	☐
	pm.	☐	☐	☐	☐	☐	☐	☐
	pm.	☐	☐	☐	☐	☐	☐	☐
	am.	☐	☐	☐	☐	☐	☐	☐
	am.	☐	☐	☐	☐	☐	☐	☐
	pm.	☐	☐	☐	☐	☐	☐	☐
	pm.	☐	☐	☐	☐	☐	☐	☐
	am.	☐	☐	☐	☐	☐	☐	☐
	am.	☐	☐	☐	☐	☐	☐	☐
	pm.	☐	☐	☐	☐	☐	☐	☐
	pm.	☐	☐	☐	☐	☐	☐	☐
	am.	☐	☐	☐	☐	☐	☐	☐
	am.	☐	☐	☐	☐	☐	☐	☐
	pm.	☐	☐	☐	☐	☐	☐	☐
	pm.	☐	☐	☐	☐	☐	☐	☐
	am.	☐	☐	☐	☐	☐	☐	☐
	am.	☐	☐	☐	☐	☐	☐	☐
	pm.	☐	☐	☐	☐	☐	☐	☐
	pm.	☐	☐	☐	☐	☐	☐	☐

Appunti

Inizio settimana: _____   **Fine settimana:** _____

Farmaco e dosaggio giornaliero	Tempo	L	M	M	G	V	S	D
	am.	☐	☐	☐	☐	☐	☐	☐
	am.	☐	☐	☐	☐	☐	☐	☐
	pm.	☐	☐	☐	☐	☐	☐	☐
	pm.	☐	☐	☐	☐	☐	☐	☐
	am.	☐	☐	☐	☐	☐	☐	☐
	am.	☐	☐	☐	☐	☐	☐	☐
	pm.	☐	☐	☐	☐	☐	☐	☐
	pm.	☐	☐	☐	☐	☐	☐	☐
	am.	☐	☐	☐	☐	☐	☐	☐
	am.	☐	☐	☐	☐	☐	☐	☐
	pm.	☐	☐	☐	☐	☐	☐	☐
	pm.	☐	☐	☐	☐	☐	☐	☐
	am.	☐	☐	☐	☐	☐	☐	☐
	am.	☐	☐	☐	☐	☐	☐	☐
	pm.	☐	☐	☐	☐	☐	☐	☐
	pm.	☐	☐	☐	☐	☐	☐	☐
	am.	☐	☐	☐	☐	☐	☐	☐
	am.	☐	☐	☐	☐	☐	☐	☐
	pm.	☐	☐	☐	☐	☐	☐	☐
	pm.	☐	☐	☐	☐	☐	☐	☐
	am.	☐	☐	☐	☐	☐	☐	☐
	am.	☐	☐	☐	☐	☐	☐	☐
	pm.	☐	☐	☐	☐	☐	☐	☐
	pm.	☐	☐	☐	☐	☐	☐	☐
	am.	☐	☐	☐	☐	☐	☐	☐
	am.	☐	☐	☐	☐	☐	☐	☐
	pm.	☐	☐	☐	☐	☐	☐	☐
	pm.	☐	☐	☐	☐	☐	☐	☐

Appunti

Inizio settimana: _____   **Fine settimana:** _____

Farmaco e dosaggio giornaliero	Tempo	L	M	M	G	V	S	D
	am.	☐	☐	☐	☐	☐	☐	☐
	am.	☐	☐	☐	☐	☐	☐	☐
	pm.	☐	☐	☐	☐	☐	☐	☐
	pm.	☐	☐	☐	☐	☐	☐	☐
	am.	☐	☐	☐	☐	☐	☐	☐
	am.	☐	☐	☐	☐	☐	☐	☐
	pm.	☐	☐	☐	☐	☐	☐	☐
	pm.	☐	☐	☐	☐	☐	☐	☐
	am.	☐	☐	☐	☐	☐	☐	☐
	am.	☐	☐	☐	☐	☐	☐	☐
	pm.	☐	☐	☐	☐	☐	☐	☐
	pm.	☐	☐	☐	☐	☐	☐	☐
	am.	☐	☐	☐	☐	☐	☐	☐
	am.	☐	☐	☐	☐	☐	☐	☐
	pm.	☐	☐	☐	☐	☐	☐	☐
	pm.	☐	☐	☐	☐	☐	☐	☐
	am.	☐	☐	☐	☐	☐	☐	☐
	am.	☐	☐	☐	☐	☐	☐	☐
	pm.	☐	☐	☐	☐	☐	☐	☐
	pm.	☐	☐	☐	☐	☐	☐	☐
	am.	☐	☐	☐	☐	☐	☐	☐
	am.	☐	☐	☐	☐	☐	☐	☐
	pm.	☐	☐	☐	☐	☐	☐	☐
	pm.	☐	☐	☐	☐	☐	☐	☐
	am.	☐	☐	☐	☐	☐	☐	☐
	am.	☐	☐	☐	☐	☐	☐	☐
	pm.	☐	☐	☐	☐	☐	☐	☐
	pm.	☐	☐	☐	☐	☐	☐	☐

Appunti

Inizio settimana: _____   **Fine settimana:** _____

Farmaco e dosaggio giornaliero	Tempo	L	M	M	G	V	S	D
	am.	☐	☐	☐	☐	☐	☐	☐
	am.	☐	☐	☐	☐	☐	☐	☐
	pm.	☐	☐	☐	☐	☐	☐	☐
	pm.	☐	☐	☐	☐	☐	☐	☐
	am.	☐	☐	☐	☐	☐	☐	☐
	am.	☐	☐	☐	☐	☐	☐	☐
	pm.	☐	☐	☐	☐	☐	☐	☐
	pm.	☐	☐	☐	☐	☐	☐	☐
	am.	☐	☐	☐	☐	☐	☐	☐
	am.	☐	☐	☐	☐	☐	☐	☐
	pm.	☐	☐	☐	☐	☐	☐	☐
	pm.	☐	☐	☐	☐	☐	☐	☐
	am.	☐	☐	☐	☐	☐	☐	☐
	am.	☐	☐	☐	☐	☐	☐	☐
	pm.	☐	☐	☐	☐	☐	☐	☐
	pm.	☐	☐	☐	☐	☐	☐	☐
	am.	☐	☐	☐	☐	☐	☐	☐
	am.	☐	☐	☐	☐	☐	☐	☐
	pm.	☐	☐	☐	☐	☐	☐	☐
	pm.	☐	☐	☐	☐	☐	☐	☐
	am.	☐	☐	☐	☐	☐	☐	☐
	am.	☐	☐	☐	☐	☐	☐	☐
	pm.	☐	☐	☐	☐	☐	☐	☐
	pm.	☐	☐	☐	☐	☐	☐	☐
	am.	☐	☐	☐	☐	☐	☐	☐
	am.	☐	☐	☐	☐	☐	☐	☐
	pm.	☐	☐	☐	☐	☐	☐	☐
	pm.	☐	☐	☐	☐	☐	☐	☐

Appunti

Inizio settimana: _____   **Fine settimana:** _____

Farmaco e dosaggio giornaliero	Tempo	L	M	M	G	V	S	D
	am.	☐	☐	☐	☐	☐	☐	☐
	am.	☐	☐	☐	☐	☐	☐	☐
	pm.	☐	☐	☐	☐	☐	☐	☐
	pm.	☐	☐	☐	☐	☐	☐	☐
	am.	☐	☐	☐	☐	☐	☐	☐
	am.	☐	☐	☐	☐	☐	☐	☐
	pm.	☐	☐	☐	☐	☐	☐	☐
	pm.	☐	☐	☐	☐	☐	☐	☐
	am.	☐	☐	☐	☐	☐	☐	☐
	am.	☐	☐	☐	☐	☐	☐	☐
	pm.	☐	☐	☐	☐	☐	☐	☐
	pm.	☐	☐	☐	☐	☐	☐	☐
	am.	☐	☐	☐	☐	☐	☐	☐
	am.	☐	☐	☐	☐	☐	☐	☐
	pm.	☐	☐	☐	☐	☐	☐	☐
	pm.	☐	☐	☐	☐	☐	☐	☐
	am.	☐	☐	☐	☐	☐	☐	☐
	am.	☐	☐	☐	☐	☐	☐	☐
	pm.	☐	☐	☐	☐	☐	☐	☐
	pm.	☐	☐	☐	☐	☐	☐	☐
	am.	☐	☐	☐	☐	☐	☐	☐
	am.	☐	☐	☐	☐	☐	☐	☐
	pm.	☐	☐	☐	☐	☐	☐	☐
	pm.	☐	☐	☐	☐	☐	☐	☐
	am.	☐	☐	☐	☐	☐	☐	☐
	am.	☐	☐	☐	☐	☐	☐	☐
	pm.	☐	☐	☐	☐	☐	☐	☐
	pm.	☐	☐	☐	☐	☐	☐	☐

Appunti

Inizio settimana: _____   **Fine settimana:** _____

Farmaco e dosaggio giornaliero	Tempo	L	M	M	G	V	S	D
	am.	☐	☐	☐	☐	☐	☐	☐
	am.	☐	☐	☐	☐	☐	☐	☐
	pm.	☐	☐	☐	☐	☐	☐	☐
	pm.	☐	☐	☐	☐	☐	☐	☐
	am.	☐	☐	☐	☐	☐	☐	☐
	am.	☐	☐	☐	☐	☐	☐	☐
	pm.	☐	☐	☐	☐	☐	☐	☐
	pm.	☐	☐	☐	☐	☐	☐	☐
	am.	☐	☐	☐	☐	☐	☐	☐
	am.	☐	☐	☐	☐	☐	☐	☐
	pm.	☐	☐	☐	☐	☐	☐	☐
	pm.	☐	☐	☐	☐	☐	☐	☐
	am.	☐	☐	☐	☐	☐	☐	☐
	am.	☐	☐	☐	☐	☐	☐	☐
	pm.	☐	☐	☐	☐	☐	☐	☐
	pm.	☐	☐	☐	☐	☐	☐	☐
	am.	☐	☐	☐	☐	☐	☐	☐
	am.	☐	☐	☐	☐	☐	☐	☐
	pm.	☐	☐	☐	☐	☐	☐	☐
	pm.	☐	☐	☐	☐	☐	☐	☐
	am.	☐	☐	☐	☐	☐	☐	☐
	am.	☐	☐	☐	☐	☐	☐	☐
	pm.	☐	☐	☐	☐	☐	☐	☐
	pm.	☐	☐	☐	☐	☐	☐	☐
	am.	☐	☐	☐	☐	☐	☐	☐
	am.	☐	☐	☐	☐	☐	☐	☐
	pm.	☐	☐	☐	☐	☐	☐	☐
	pm.	☐	☐	☐	☐	☐	☐	☐

Appunti

Inizio settimana: _____   **Fine settimana:** _____

Farmaco e dosaggio giornaliero	Tempo	L	M	M	G	V	S	D
	am.	☐	☐	☐	☐	☐	☐	☐
	am.	☐	☐	☐	☐	☐	☐	☐
	pm.	☐	☐	☐	☐	☐	☐	☐
	pm.	☐	☐	☐	☐	☐	☐	☐
	am.	☐	☐	☐	☐	☐	☐	☐
	am.	☐	☐	☐	☐	☐	☐	☐
	pm.	☐	☐	☐	☐	☐	☐	☐
	pm.	☐	☐	☐	☐	☐	☐	☐
	am.	☐	☐	☐	☐	☐	☐	☐
	am.	☐	☐	☐	☐	☐	☐	☐
	pm.	☐	☐	☐	☐	☐	☐	☐
	pm.	☐	☐	☐	☐	☐	☐	☐
	am.	☐	☐	☐	☐	☐	☐	☐
	am.	☐	☐	☐	☐	☐	☐	☐
	pm.	☐	☐	☐	☐	☐	☐	☐
	pm.	☐	☐	☐	☐	☐	☐	☐
	am.	☐	☐	☐	☐	☐	☐	☐
	am.	☐	☐	☐	☐	☐	☐	☐
	pm.	☐	☐	☐	☐	☐	☐	☐
	pm.	☐	☐	☐	☐	☐	☐	☐
	am.	☐	☐	☐	☐	☐	☐	☐
	am.	☐	☐	☐	☐	☐	☐	☐
	pm.	☐	☐	☐	☐	☐	☐	☐
	pm.	☐	☐	☐	☐	☐	☐	☐
	am.	☐	☐	☐	☐	☐	☐	☐
	am.	☐	☐	☐	☐	☐	☐	☐
	pm.	☐	☐	☐	☐	☐	☐	☐
	pm.	☐	☐	☐	☐	☐	☐	☐

Appunti

Inizio settimana: _____   **Fine settimana:** _____

Farmaco e dosaggio giornaliero	Tempo	L	M	M	G	V	S	D
	am.	☐	☐	☐	☐	☐	☐	☐
	am.	☐	☐	☐	☐	☐	☐	☐
	pm.	☐	☐	☐	☐	☐	☐	☐
	pm.	☐	☐	☐	☐	☐	☐	☐
	am.	☐	☐	☐	☐	☐	☐	☐
	am.	☐	☐	☐	☐	☐	☐	☐
	pm.	☐	☐	☐	☐	☐	☐	☐
	pm.	☐	☐	☐	☐	☐	☐	☐
	am.	☐	☐	☐	☐	☐	☐	☐
	am.	☐	☐	☐	☐	☐	☐	☐
	pm.	☐	☐	☐	☐	☐	☐	☐
	pm.	☐	☐	☐	☐	☐	☐	☐
	am.	☐	☐	☐	☐	☐	☐	☐
	am.	☐	☐	☐	☐	☐	☐	☐
	pm.	☐	☐	☐	☐	☐	☐	☐
	pm.	☐	☐	☐	☐	☐	☐	☐
	am.	☐	☐	☐	☐	☐	☐	☐
	am.	☐	☐	☐	☐	☐	☐	☐
	pm.	☐	☐	☐	☐	☐	☐	☐
	pm.	☐	☐	☐	☐	☐	☐	☐
	am.	☐	☐	☐	☐	☐	☐	☐
	am.	☐	☐	☐	☐	☐	☐	☐
	pm.	☐	☐	☐	☐	☐	☐	☐
	pm.	☐	☐	☐	☐	☐	☐	☐
	am.	☐	☐	☐	☐	☐	☐	☐
	am.	☐	☐	☐	☐	☐	☐	☐
	pm.	☐	☐	☐	☐	☐	☐	☐
	pm.	☐	☐	☐	☐	☐	☐	☐

Appunti

Inizio settimana: _____   Fine settimana: _____

Farmaco e dosaggio giornaliero	Tempo	L	M	M	G	V	S	D
	am.	☐	☐	☐	☐	☐	☐	☐
	am.	☐	☐	☐	☐	☐	☐	☐
	pm.	☐	☐	☐	☐	☐	☐	☐
	pm.	☐	☐	☐	☐	☐	☐	☐
	am.	☐	☐	☐	☐	☐	☐	☐
	am.	☐	☐	☐	☐	☐	☐	☐
	pm.	☐	☐	☐	☐	☐	☐	☐
	pm.	☐	☐	☐	☐	☐	☐	☐
	am.	☐	☐	☐	☐	☐	☐	☐
	am.	☐	☐	☐	☐	☐	☐	☐
	pm.	☐	☐	☐	☐	☐	☐	☐
	pm.	☐	☐	☐	☐	☐	☐	☐
	am.	☐	☐	☐	☐	☐	☐	☐
	am.	☐	☐	☐	☐	☐	☐	☐
	pm.	☐	☐	☐	☐	☐	☐	☐
	pm.	☐	☐	☐	☐	☐	☐	☐
	am.	☐	☐	☐	☐	☐	☐	☐
	am.	☐	☐	☐	☐	☐	☐	☐
	pm.	☐	☐	☐	☐	☐	☐	☐
	pm.	☐	☐	☐	☐	☐	☐	☐
	am.	☐	☐	☐	☐	☐	☐	☐
	am.	☐	☐	☐	☐	☐	☐	☐
	pm.	☐	☐	☐	☐	☐	☐	☐
	pm.	☐	☐	☐	☐	☐	☐	☐
	am.	☐	☐	☐	☐	☐	☐	☐
	am.	☐	☐	☐	☐	☐	☐	☐
	pm.	☐	☐	☐	☐	☐	☐	☐
	pm.	☐	☐	☐	☐	☐	☐	☐

Appunti

Inizio settimana: _____   **Fine settimana:** _____

Farmaco e dosaggio giornaliero	Tempo	L	M	M	G	V	S	D
	am.	☐	☐	☐	☐	☐	☐	☐
	am.	☐	☐	☐	☐	☐	☐	☐
	pm.	☐	☐	☐	☐	☐	☐	☐
	pm.	☐	☐	☐	☐	☐	☐	☐
	am.	☐	☐	☐	☐	☐	☐	☐
	am.	☐	☐	☐	☐	☐	☐	☐
	pm.	☐	☐	☐	☐	☐	☐	☐
	pm.	☐	☐	☐	☐	☐	☐	☐
	am.	☐	☐	☐	☐	☐	☐	☐
	am.	☐	☐	☐	☐	☐	☐	☐
	pm.	☐	☐	☐	☐	☐	☐	☐
	pm.	☐	☐	☐	☐	☐	☐	☐
	am.	☐	☐	☐	☐	☐	☐	☐
	am.	☐	☐	☐	☐	☐	☐	☐
	pm.	☐	☐	☐	☐	☐	☐	☐
	pm.	☐	☐	☐	☐	☐	☐	☐
	am.	☐	☐	☐	☐	☐	☐	☐
	am.	☐	☐	☐	☐	☐	☐	☐
	pm.	☐	☐	☐	☐	☐	☐	☐
	pm.	☐	☐	☐	☐	☐	☐	☐
	am.	☐	☐	☐	☐	☐	☐	☐
	am.	☐	☐	☐	☐	☐	☐	☐
	pm.	☐	☐	☐	☐	☐	☐	☐
	pm.	☐	☐	☐	☐	☐	☐	☐
	am.	☐	☐	☐	☐	☐	☐	☐
	am.	☐	☐	☐	☐	☐	☐	☐
	pm.	☐	☐	☐	☐	☐	☐	☐
	pm.	☐	☐	☐	☐	☐	☐	☐

Appunti

Inizio settimana: _____   **Fine settimana:** _____

Farmaco e dosaggio giornaliero	Tempo	L	M	M	G	V	S	D
	am.	☐	☐	☐	☐	☐	☐	☐
	am.	☐	☐	☐	☐	☐	☐	☐
	pm.	☐	☐	☐	☐	☐	☐	☐
	pm.	☐	☐	☐	☐	☐	☐	☐
	am.	☐	☐	☐	☐	☐	☐	☐
	am.	☐	☐	☐	☐	☐	☐	☐
	pm.	☐	☐	☐	☐	☐	☐	☐
	pm.	☐	☐	☐	☐	☐	☐	☐
	am.	☐	☐	☐	☐	☐	☐	☐
	am.	☐	☐	☐	☐	☐	☐	☐
	pm.	☐	☐	☐	☐	☐	☐	☐
	pm.	☐	☐	☐	☐	☐	☐	☐
	am.	☐	☐	☐	☐	☐	☐	☐
	am.	☐	☐	☐	☐	☐	☐	☐
	pm.	☐	☐	☐	☐	☐	☐	☐
	pm.	☐	☐	☐	☐	☐	☐	☐
	am.	☐	☐	☐	☐	☐	☐	☐
	am.	☐	☐	☐	☐	☐	☐	☐
	pm.	☐	☐	☐	☐	☐	☐	☐
	pm.	☐	☐	☐	☐	☐	☐	☐
	am.	☐	☐	☐	☐	☐	☐	☐
	am.	☐	☐	☐	☐	☐	☐	☐
	pm.	☐	☐	☐	☐	☐	☐	☐
	pm.	☐	☐	☐	☐	☐	☐	☐
	am.	☐	☐	☐	☐	☐	☐	☐
	am.	☐	☐	☐	☐	☐	☐	☐
	pm.	☐	☐	☐	☐	☐	☐	☐
	pm.	☐	☐	☐	☐	☐	☐	☐

Appunti

Inizio settimana: _____   **Fine settimana:** _____

Farmaco e dosaggio giornaliero	Tempo	L	M	M	G	V	S	D
	am.	☐	☐	☐	☐	☐	☐	☐
	am.	☐	☐	☐	☐	☐	☐	☐
	pm.	☐	☐	☐	☐	☐	☐	☐
	pm.	☐	☐	☐	☐	☐	☐	☐
	am.	☐	☐	☐	☐	☐	☐	☐
	am.	☐	☐	☐	☐	☐	☐	☐
	pm.	☐	☐	☐	☐	☐	☐	☐
	pm.	☐	☐	☐	☐	☐	☐	☐
	am.	☐	☐	☐	☐	☐	☐	☐
	am.	☐	☐	☐	☐	☐	☐	☐
	pm.	☐	☐	☐	☐	☐	☐	☐
	pm.	☐	☐	☐	☐	☐	☐	☐
	am.	☐	☐	☐	☐	☐	☐	☐
	am.	☐	☐	☐	☐	☐	☐	☐
	pm.	☐	☐	☐	☐	☐	☐	☐
	pm.	☐	☐	☐	☐	☐	☐	☐
	am.	☐	☐	☐	☐	☐	☐	☐
	am.	☐	☐	☐	☐	☐	☐	☐
	pm.	☐	☐	☐	☐	☐	☐	☐
	pm.	☐	☐	☐	☐	☐	☐	☐
	am.	☐	☐	☐	☐	☐	☐	☐
	am.	☐	☐	☐	☐	☐	☐	☐
	pm.	☐	☐	☐	☐	☐	☐	☐
	pm.	☐	☐	☐	☐	☐	☐	☐
	am.	☐	☐	☐	☐	☐	☐	☐
	am.	☐	☐	☐	☐	☐	☐	☐
	pm.	☐	☐	☐	☐	☐	☐	☐
	pm.	☐	☐	☐	☐	☐	☐	☐

Appunti

Inizio settimana: _____   **Fine settimana:** _____

Farmaco e dosaggio giornaliero	Tempo	L	M	M	G	V	S	D
	am.	☐	☐	☐	☐	☐	☐	☐
	am.	☐	☐	☐	☐	☐	☐	☐
	pm.	☐	☐	☐	☐	☐	☐	☐
	pm.	☐	☐	☐	☐	☐	☐	☐
	am.	☐	☐	☐	☐	☐	☐	☐
	am.	☐	☐	☐	☐	☐	☐	☐
	pm.	☐	☐	☐	☐	☐	☐	☐
	pm.	☐	☐	☐	☐	☐	☐	☐
	am.	☐	☐	☐	☐	☐	☐	☐
	am.	☐	☐	☐	☐	☐	☐	☐
	pm.	☐	☐	☐	☐	☐	☐	☐
	pm.	☐	☐	☐	☐	☐	☐	☐
	am.	☐	☐	☐	☐	☐	☐	☐
	am.	☐	☐	☐	☐	☐	☐	☐
	pm.	☐	☐	☐	☐	☐	☐	☐
	pm.	☐	☐	☐	☐	☐	☐	☐
	am.	☐	☐	☐	☐	☐	☐	☐
	am.	☐	☐	☐	☐	☐	☐	☐
	pm.	☐	☐	☐	☐	☐	☐	☐
	pm.	☐	☐	☐	☐	☐	☐	☐
	am.	☐	☐	☐	☐	☐	☐	☐
	am.	☐	☐	☐	☐	☐	☐	☐
	pm.	☐	☐	☐	☐	☐	☐	☐
	pm.	☐	☐	☐	☐	☐	☐	☐
	am.	☐	☐	☐	☐	☐	☐	☐
	am.	☐	☐	☐	☐	☐	☐	☐
	pm.	☐	☐	☐	☐	☐	☐	☐
	pm.	☐	☐	☐	☐	☐	☐	☐

Appunti

Inizio settimana: _____   **Fine settimana:** _____

Farmaco e dosaggio giornaliero	Tempo	L	M	M	G	V	S	D
	am.	☐	☐	☐	☐	☐	☐	☐
	am.	☐	☐	☐	☐	☐	☐	☐
	pm.	☐	☐	☐	☐	☐	☐	☐
	pm.	☐	☐	☐	☐	☐	☐	☐
	am.	☐	☐	☐	☐	☐	☐	☐
	am.	☐	☐	☐	☐	☐	☐	☐
	pm.	☐	☐	☐	☐	☐	☐	☐
	pm.	☐	☐	☐	☐	☐	☐	☐
	am.	☐	☐	☐	☐	☐	☐	☐
	am.	☐	☐	☐	☐	☐	☐	☐
	pm.	☐	☐	☐	☐	☐	☐	☐
	pm.	☐	☐	☐	☐	☐	☐	☐
	am.	☐	☐	☐	☐	☐	☐	☐
	am.	☐	☐	☐	☐	☐	☐	☐
	pm.	☐	☐	☐	☐	☐	☐	☐
	pm.	☐	☐	☐	☐	☐	☐	☐
	am.	☐	☐	☐	☐	☐	☐	☐
	am.	☐	☐	☐	☐	☐	☐	☐
	pm.	☐	☐	☐	☐	☐	☐	☐
	pm.	☐	☐	☐	☐	☐	☐	☐
	am.	☐	☐	☐	☐	☐	☐	☐
	am.	☐	☐	☐	☐	☐	☐	☐
	pm.	☐	☐	☐	☐	☐	☐	☐
	pm.	☐	☐	☐	☐	☐	☐	☐
	am.	☐	☐	☐	☐	☐	☐	☐
	am.	☐	☐	☐	☐	☐	☐	☐
	pm.	☐	☐	☐	☐	☐	☐	☐
	pm.	☐	☐	☐	☐	☐	☐	☐

Appunti

Inizio settimana: _____   **Fine settimana:** _____

Farmaco e dosaggio giornaliero	Tempo	L	M	M	G	V	S	D
	am.	☐	☐	☐	☐	☐	☐	☐
	am.	☐	☐	☐	☐	☐	☐	☐
	pm.	☐	☐	☐	☐	☐	☐	☐
	pm.	☐	☐	☐	☐	☐	☐	☐
	am.	☐	☐	☐	☐	☐	☐	☐
	am.	☐	☐	☐	☐	☐	☐	☐
	pm.	☐	☐	☐	☐	☐	☐	☐
	pm.	☐	☐	☐	☐	☐	☐	☐
	am.	☐	☐	☐	☐	☐	☐	☐
	am.	☐	☐	☐	☐	☐	☐	☐
	pm.	☐	☐	☐	☐	☐	☐	☐
	pm.	☐	☐	☐	☐	☐	☐	☐
	am.	☐	☐	☐	☐	☐	☐	☐
	am.	☐	☐	☐	☐	☐	☐	☐
	pm.	☐	☐	☐	☐	☐	☐	☐
	pm.	☐	☐	☐	☐	☐	☐	☐
	am.	☐	☐	☐	☐	☐	☐	☐
	am.	☐	☐	☐	☐	☐	☐	☐
	pm.	☐	☐	☐	☐	☐	☐	☐
	pm.	☐	☐	☐	☐	☐	☐	☐
	am.	☐	☐	☐	☐	☐	☐	☐
	am.	☐	☐	☐	☐	☐	☐	☐
	pm.	☐	☐	☐	☐	☐	☐	☐
	pm.	☐	☐	☐	☐	☐	☐	☐
	am.	☐	☐	☐	☐	☐	☐	☐
	am.	☐	☐	☐	☐	☐	☐	☐
	pm.	☐	☐	☐	☐	☐	☐	☐
	pm.	☐	☐	☐	☐	☐	☐	☐

Appunti

Inizio settimana: _____   **Fine settimana:** _____

Farmaco e dosaggio giornaliero	Tempo	L	M	M	G	V	S	D
	am.	☐	☐	☐	☐	☐	☐	☐
	am.	☐	☐	☐	☐	☐	☐	☐
	pm.	☐	☐	☐	☐	☐	☐	☐
	pm.	☐	☐	☐	☐	☐	☐	☐
	am.	☐	☐	☐	☐	☐	☐	☐
	am.	☐	☐	☐	☐	☐	☐	☐
	pm.	☐	☐	☐	☐	☐	☐	☐
	pm.	☐	☐	☐	☐	☐	☐	☐
	am.	☐	☐	☐	☐	☐	☐	☐
	am.	☐	☐	☐	☐	☐	☐	☐
	pm.	☐	☐	☐	☐	☐	☐	☐
	pm.	☐	☐	☐	☐	☐	☐	☐
	am.	☐	☐	☐	☐	☐	☐	☐
	am.	☐	☐	☐	☐	☐	☐	☐
	pm.	☐	☐	☐	☐	☐	☐	☐
	pm.	☐	☐	☐	☐	☐	☐	☐
	am.	☐	☐	☐	☐	☐	☐	☐
	am.	☐	☐	☐	☐	☐	☐	☐
	pm.	☐	☐	☐	☐	☐	☐	☐
	pm.	☐	☐	☐	☐	☐	☐	☐
	am.	☐	☐	☐	☐	☐	☐	☐
	am.	☐	☐	☐	☐	☐	☐	☐
	pm.	☐	☐	☐	☐	☐	☐	☐
	pm.	☐	☐	☐	☐	☐	☐	☐
	am.	☐	☐	☐	☐	☐	☐	☐
	am.	☐	☐	☐	☐	☐	☐	☐
	pm.	☐	☐	☐	☐	☐	☐	☐
	pm.	☐	☐	☐	☐	☐	☐	☐

Appunti

Inizio settimana: _____   **Fine settimana:** _____

Farmaco e dosaggio giornaliero	Tempo	L	M	M	G	V	S	D
	am.	☐	☐	☐	☐	☐	☐	☐
	am.	☐	☐	☐	☐	☐	☐	☐
	pm.	☐	☐	☐	☐	☐	☐	☐
	pm.	☐	☐	☐	☐	☐	☐	☐
	am.	☐	☐	☐	☐	☐	☐	☐
	am.	☐	☐	☐	☐	☐	☐	☐
	pm.	☐	☐	☐	☐	☐	☐	☐
	pm.	☐	☐	☐	☐	☐	☐	☐
	am.	☐	☐	☐	☐	☐	☐	☐
	am.	☐	☐	☐	☐	☐	☐	☐
	pm.	☐	☐	☐	☐	☐	☐	☐
	pm.	☐	☐	☐	☐	☐	☐	☐
	am.	☐	☐	☐	☐	☐	☐	☐
	am.	☐	☐	☐	☐	☐	☐	☐
	pm.	☐	☐	☐	☐	☐	☐	☐
	pm.	☐	☐	☐	☐	☐	☐	☐
	am.	☐	☐	☐	☐	☐	☐	☐
	am.	☐	☐	☐	☐	☐	☐	☐
	pm.	☐	☐	☐	☐	☐	☐	☐
	pm.	☐	☐	☐	☐	☐	☐	☐
	am.	☐	☐	☐	☐	☐	☐	☐
	am.	☐	☐	☐	☐	☐	☐	☐
	pm.	☐	☐	☐	☐	☐	☐	☐
	pm.	☐	☐	☐	☐	☐	☐	☐
	am.	☐	☐	☐	☐	☐	☐	☐
	am.	☐	☐	☐	☐	☐	☐	☐
	pm.	☐	☐	☐	☐	☐	☐	☐
	pm.	☐	☐	☐	☐	☐	☐	☐

Appunti

Inizio settimana: _____   **Fine settimana:** _____

Farmaco e dosaggio giornaliero	Tempo	L	M	M	G	V	S	D
	am.	☐	☐	☐	☐	☐	☐	☐
	am.	☐	☐	☐	☐	☐	☐	☐
	pm.	☐	☐	☐	☐	☐	☐	☐
	pm.	☐	☐	☐	☐	☐	☐	☐
	am.	☐	☐	☐	☐	☐	☐	☐
	am.	☐	☐	☐	☐	☐	☐	☐
	pm.	☐	☐	☐	☐	☐	☐	☐
	pm.	☐	☐	☐	☐	☐	☐	☐
	am.	☐	☐	☐	☐	☐	☐	☐
	am.	☐	☐	☐	☐	☐	☐	☐
	pm.	☐	☐	☐	☐	☐	☐	☐
	pm.	☐	☐	☐	☐	☐	☐	☐
	am.	☐	☐	☐	☐	☐	☐	☐
	am.	☐	☐	☐	☐	☐	☐	☐
	pm.	☐	☐	☐	☐	☐	☐	☐
	pm.	☐	☐	☐	☐	☐	☐	☐
	am.	☐	☐	☐	☐	☐	☐	☐
	am.	☐	☐	☐	☐	☐	☐	☐
	pm.	☐	☐	☐	☐	☐	☐	☐
	pm.	☐	☐	☐	☐	☐	☐	☐
	am.	☐	☐	☐	☐	☐	☐	☐
	am.	☐	☐	☐	☐	☐	☐	☐
	pm.	☐	☐	☐	☐	☐	☐	☐
	pm.	☐	☐	☐	☐	☐	☐	☐
	am.	☐	☐	☐	☐	☐	☐	☐
	am.	☐	☐	☐	☐	☐	☐	☐
	pm.	☐	☐	☐	☐	☐	☐	☐
	pm.	☐	☐	☐	☐	☐	☐	☐

Appunti

Inizio settimana: _____   **Fine settimana:** _____

Farmaco e dosaggio giornaliero	Tempo	L	M	M	G	V	S	D
	am.	☐	☐	☐	☐	☐	☐	☐
	am.	☐	☐	☐	☐	☐	☐	☐
	pm.	☐	☐	☐	☐	☐	☐	☐
	pm.	☐	☐	☐	☐	☐	☐	☐
	am.	☐	☐	☐	☐	☐	☐	☐
	am.	☐	☐	☐	☐	☐	☐	☐
	pm.	☐	☐	☐	☐	☐	☐	☐
	pm.	☐	☐	☐	☐	☐	☐	☐
	am.	☐	☐	☐	☐	☐	☐	☐
	am.	☐	☐	☐	☐	☐	☐	☐
	pm.	☐	☐	☐	☐	☐	☐	☐
	pm.	☐	☐	☐	☐	☐	☐	☐
	am.	☐	☐	☐	☐	☐	☐	☐
	am.	☐	☐	☐	☐	☐	☐	☐
	pm.	☐	☐	☐	☐	☐	☐	☐
	pm.	☐	☐	☐	☐	☐	☐	☐
	am.	☐	☐	☐	☐	☐	☐	☐
	am.	☐	☐	☐	☐	☐	☐	☐
	pm.	☐	☐	☐	☐	☐	☐	☐
	pm.	☐	☐	☐	☐	☐	☐	☐
	am.	☐	☐	☐	☐	☐	☐	☐
	am.	☐	☐	☐	☐	☐	☐	☐
	pm.	☐	☐	☐	☐	☐	☐	☐
	pm.	☐	☐	☐	☐	☐	☐	☐
	am.	☐	☐	☐	☐	☐	☐	☐
	am.	☐	☐	☐	☐	☐	☐	☐
	pm.	☐	☐	☐	☐	☐	☐	☐
	pm.	☐	☐	☐	☐	☐	☐	☐

Appunti

Inizio settimana: _____   **Fine settimana:** _____

Farmaco e dosaggio giornaliero	Tempo	L	M	M	G	V	S	D
	am.	☐	☐	☐	☐	☐	☐	☐
	am.	☐	☐	☐	☐	☐	☐	☐
	pm.	☐	☐	☐	☐	☐	☐	☐
	pm.	☐	☐	☐	☐	☐	☐	☐
	am.	☐	☐	☐	☐	☐	☐	☐
	am.	☐	☐	☐	☐	☐	☐	☐
	pm.	☐	☐	☐	☐	☐	☐	☐
	pm.	☐	☐	☐	☐	☐	☐	☐
	am.	☐	☐	☐	☐	☐	☐	☐
	am.	☐	☐	☐	☐	☐	☐	☐
	pm.	☐	☐	☐	☐	☐	☐	☐
	pm.	☐	☐	☐	☐	☐	☐	☐
	am.	☐	☐	☐	☐	☐	☐	☐
	am.	☐	☐	☐	☐	☐	☐	☐
	pm.	☐	☐	☐	☐	☐	☐	☐
	pm.	☐	☐	☐	☐	☐	☐	☐
	am.	☐	☐	☐	☐	☐	☐	☐
	am.	☐	☐	☐	☐	☐	☐	☐
	pm.	☐	☐	☐	☐	☐	☐	☐
	pm.	☐	☐	☐	☐	☐	☐	☐
	am.	☐	☐	☐	☐	☐	☐	☐
	am.	☐	☐	☐	☐	☐	☐	☐
	pm.	☐	☐	☐	☐	☐	☐	☐
	pm.	☐	☐	☐	☐	☐	☐	☐
	am.	☐	☐	☐	☐	☐	☐	☐
	am.	☐	☐	☐	☐	☐	☐	☐
	pm.	☐	☐	☐	☐	☐	☐	☐
	pm.	☐	☐	☐	☐	☐	☐	☐

Appunti

Inizio settimana: _____   **Fine settimana:** _____

Farmaco e dosaggio giornaliero	Tempo	L	M	M	G	V	S	D
	am.	☐	☐	☐	☐	☐	☐	☐
	am.	☐	☐	☐	☐	☐	☐	☐
	pm.	☐	☐	☐	☐	☐	☐	☐
	pm.	☐	☐	☐	☐	☐	☐	☐
	am.	☐	☐	☐	☐	☐	☐	☐
	am.	☐	☐	☐	☐	☐	☐	☐
	pm.	☐	☐	☐	☐	☐	☐	☐
	pm.	☐	☐	☐	☐	☐	☐	☐
	am.	☐	☐	☐	☐	☐	☐	☐
	am.	☐	☐	☐	☐	☐	☐	☐
	pm.	☐	☐	☐	☐	☐	☐	☐
	pm.	☐	☐	☐	☐	☐	☐	☐
	am.	☐	☐	☐	☐	☐	☐	☐
	am.	☐	☐	☐	☐	☐	☐	☐
	pm.	☐	☐	☐	☐	☐	☐	☐
	pm.	☐	☐	☐	☐	☐	☐	☐
	am.	☐	☐	☐	☐	☐	☐	☐
	am.	☐	☐	☐	☐	☐	☐	☐
	pm.	☐	☐	☐	☐	☐	☐	☐
	pm.	☐	☐	☐	☐	☐	☐	☐
	am.	☐	☐	☐	☐	☐	☐	☐
	am.	☐	☐	☐	☐	☐	☐	☐
	pm.	☐	☐	☐	☐	☐	☐	☐
	pm.	☐	☐	☐	☐	☐	☐	☐
	am.	☐	☐	☐	☐	☐	☐	☐
	am.	☐	☐	☐	☐	☐	☐	☐
	pm.	☐	☐	☐	☐	☐	☐	☐
	pm.	☐	☐	☐	☐	☐	☐	☐

Appunti

Inizio settimana: _____   **Fine settimana:** _____

Farmaco e dosaggio giornaliero	Tempo	L	M	M	G	V	S	D
	am.	☐	☐	☐	☐	☐	☐	☐
	am.	☐	☐	☐	☐	☐	☐	☐
	pm.	☐	☐	☐	☐	☐	☐	☐
	pm.	☐	☐	☐	☐	☐	☐	☐
	am.	☐	☐	☐	☐	☐	☐	☐
	am.	☐	☐	☐	☐	☐	☐	☐
	pm.	☐	☐	☐	☐	☐	☐	☐
	pm.	☐	☐	☐	☐	☐	☐	☐
	am.	☐	☐	☐	☐	☐	☐	☐
	am.	☐	☐	☐	☐	☐	☐	☐
	pm.	☐	☐	☐	☐	☐	☐	☐
	pm.	☐	☐	☐	☐	☐	☐	☐
	am.	☐	☐	☐	☐	☐	☐	☐
	am.	☐	☐	☐	☐	☐	☐	☐
	pm.	☐	☐	☐	☐	☐	☐	☐
	pm.	☐	☐	☐	☐	☐	☐	☐
	am.	☐	☐	☐	☐	☐	☐	☐
	am.	☐	☐	☐	☐	☐	☐	☐
	pm.	☐	☐	☐	☐	☐	☐	☐
	pm.	☐	☐	☐	☐	☐	☐	☐
	am.	☐	☐	☐	☐	☐	☐	☐
	am.	☐	☐	☐	☐	☐	☐	☐
	pm.	☐	☐	☐	☐	☐	☐	☐
	pm.	☐	☐	☐	☐	☐	☐	☐
	am.	☐	☐	☐	☐	☐	☐	☐
	am.	☐	☐	☐	☐	☐	☐	☐
	pm.	☐	☐	☐	☐	☐	☐	☐
	pm.	☐	☐	☐	☐	☐	☐	☐

Appunti

Inizio settimana: _____   **Fine settimana:** _____

Farmaco e dosaggio giornaliero	Tempo	L	M	M	G	V	S	D
	am.	☐	☐	☐	☐	☐	☐	☐
	am.	☐	☐	☐	☐	☐	☐	☐
	pm.	☐	☐	☐	☐	☐	☐	☐
	pm.	☐	☐	☐	☐	☐	☐	☐
	am.	☐	☐	☐	☐	☐	☐	☐
	am.	☐	☐	☐	☐	☐	☐	☐
	pm.	☐	☐	☐	☐	☐	☐	☐
	pm.	☐	☐	☐	☐	☐	☐	☐
	am.	☐	☐	☐	☐	☐	☐	☐
	am.	☐	☐	☐	☐	☐	☐	☐
	pm.	☐	☐	☐	☐	☐	☐	☐
	pm.	☐	☐	☐	☐	☐	☐	☐
	am.	☐	☐	☐	☐	☐	☐	☐
	am.	☐	☐	☐	☐	☐	☐	☐
	pm.	☐	☐	☐	☐	☐	☐	☐
	pm.	☐	☐	☐	☐	☐	☐	☐
	am.	☐	☐	☐	☐	☐	☐	☐
	am.	☐	☐	☐	☐	☐	☐	☐
	pm.	☐	☐	☐	☐	☐	☐	☐
	pm.	☐	☐	☐	☐	☐	☐	☐
	am.	☐	☐	☐	☐	☐	☐	☐
	am.	☐	☐	☐	☐	☐	☐	☐
	pm.	☐	☐	☐	☐	☐	☐	☐
	pm.	☐	☐	☐	☐	☐	☐	☐
	am.	☐	☐	☐	☐	☐	☐	☐
	am.	☐	☐	☐	☐	☐	☐	☐
	pm.	☐	☐	☐	☐	☐	☐	☐
	pm.	☐	☐	☐	☐	☐	☐	☐

Appunti

Inizio settimana: _____   **Fine settimana:** _____

Farmaco e dosaggio giornaliero	Tempo	L	M	M	G	V	S	D
	am.	☐	☐	☐	☐	☐	☐	☐
	am.	☐	☐	☐	☐	☐	☐	☐
	pm.	☐	☐	☐	☐	☐	☐	☐
	pm.	☐	☐	☐	☐	☐	☐	☐
	am.	☐	☐	☐	☐	☐	☐	☐
	am.	☐	☐	☐	☐	☐	☐	☐
	pm.	☐	☐	☐	☐	☐	☐	☐
	pm.	☐	☐	☐	☐	☐	☐	☐
	am.	☐	☐	☐	☐	☐	☐	☐
	am.	☐	☐	☐	☐	☐	☐	☐
	pm.	☐	☐	☐	☐	☐	☐	☐
	pm.	☐	☐	☐	☐	☐	☐	☐
	am.	☐	☐	☐	☐	☐	☐	☐
	am.	☐	☐	☐	☐	☐	☐	☐
	pm.	☐	☐	☐	☐	☐	☐	☐
	pm.	☐	☐	☐	☐	☐	☐	☐
	am.	☐	☐	☐	☐	☐	☐	☐
	am.	☐	☐	☐	☐	☐	☐	☐
	pm.	☐	☐	☐	☐	☐	☐	☐
	pm.	☐	☐	☐	☐	☐	☐	☐
	am.	☐	☐	☐	☐	☐	☐	☐
	am.	☐	☐	☐	☐	☐	☐	☐
	pm.	☐	☐	☐	☐	☐	☐	☐
	pm.	☐	☐	☐	☐	☐	☐	☐
	am.	☐	☐	☐	☐	☐	☐	☐
	am.	☐	☐	☐	☐	☐	☐	☐
	pm.	☐	☐	☐	☐	☐	☐	☐
	pm.	☐	☐	☐	☐	☐	☐	☐

Appunti

Inizio settimana: _____   **Fine settimana:** _____

Farmaco e dosaggio giornaliero	Tempo	L	M	M	G	V	S	D
	am.	☐	☐	☐	☐	☐	☐	☐
	am.	☐	☐	☐	☐	☐	☐	☐
	pm.	☐	☐	☐	☐	☐	☐	☐
	pm.	☐	☐	☐	☐	☐	☐	☐
	am.	☐	☐	☐	☐	☐	☐	☐
	am.	☐	☐	☐	☐	☐	☐	☐
	pm.	☐	☐	☐	☐	☐	☐	☐
	pm.	☐	☐	☐	☐	☐	☐	☐
	am.	☐	☐	☐	☐	☐	☐	☐
	am.	☐	☐	☐	☐	☐	☐	☐
	pm.	☐	☐	☐	☐	☐	☐	☐
	pm.	☐	☐	☐	☐	☐	☐	☐
	am.	☐	☐	☐	☐	☐	☐	☐
	am.	☐	☐	☐	☐	☐	☐	☐
	pm.	☐	☐	☐	☐	☐	☐	☐
	pm.	☐	☐	☐	☐	☐	☐	☐
	am.	☐	☐	☐	☐	☐	☐	☐
	am.	☐	☐	☐	☐	☐	☐	☐
	pm.	☐	☐	☐	☐	☐	☐	☐
	pm.	☐	☐	☐	☐	☐	☐	☐
	am.	☐	☐	☐	☐	☐	☐	☐
	am.	☐	☐	☐	☐	☐	☐	☐
	pm.	☐	☐	☐	☐	☐	☐	☐
	pm.	☐	☐	☐	☐	☐	☐	☐
	am.	☐	☐	☐	☐	☐	☐	☐
	am.	☐	☐	☐	☐	☐	☐	☐
	pm.	☐	☐	☐	☐	☐	☐	☐
	pm.	☐	☐	☐	☐	☐	☐	☐

Appunti

Inizio settimana: _____   **Fine settimana:** _____

Farmaco e dosaggio giornaliero	Tempo	L	M	M	G	V	S	D
	am.	☐	☐	☐	☐	☐	☐	☐
	am.	☐	☐	☐	☐	☐	☐	☐
	pm.	☐	☐	☐	☐	☐	☐	☐
	pm.	☐	☐	☐	☐	☐	☐	☐
	am.	☐	☐	☐	☐	☐	☐	☐
	am.	☐	☐	☐	☐	☐	☐	☐
	pm.	☐	☐	☐	☐	☐	☐	☐
	pm.	☐	☐	☐	☐	☐	☐	☐
	am.	☐	☐	☐	☐	☐	☐	☐
	am.	☐	☐	☐	☐	☐	☐	☐
	pm.	☐	☐	☐	☐	☐	☐	☐
	pm.	☐	☐	☐	☐	☐	☐	☐
	am.	☐	☐	☐	☐	☐	☐	☐
	am.	☐	☐	☐	☐	☐	☐	☐
	pm.	☐	☐	☐	☐	☐	☐	☐
	pm.	☐	☐	☐	☐	☐	☐	☐
	am.	☐	☐	☐	☐	☐	☐	☐
	am.	☐	☐	☐	☐	☐	☐	☐
	pm.	☐	☐	☐	☐	☐	☐	☐
	pm.	☐	☐	☐	☐	☐	☐	☐
	am.	☐	☐	☐	☐	☐	☐	☐
	am.	☐	☐	☐	☐	☐	☐	☐
	pm.	☐	☐	☐	☐	☐	☐	☐
	pm.	☐	☐	☐	☐	☐	☐	☐
	am.	☐	☐	☐	☐	☐	☐	☐
	am.	☐	☐	☐	☐	☐	☐	☐
	pm.	☐	☐	☐	☐	☐	☐	☐
	pm.	☐	☐	☐	☐	☐	☐	☐

Appunti

Inizio settimana: _____   **Fine settimana:** _____

Farmaco e dosaggio giornaliero	Tempo	L	M	M	G	V	S	D
	am.	☐	☐	☐	☐	☐	☐	☐
	am.	☐	☐	☐	☐	☐	☐	☐
	pm.	☐	☐	☐	☐	☐	☐	☐
	pm.	☐	☐	☐	☐	☐	☐	☐
	am.	☐	☐	☐	☐	☐	☐	☐
	am.	☐	☐	☐	☐	☐	☐	☐
	pm.	☐	☐	☐	☐	☐	☐	☐
	pm.	☐	☐	☐	☐	☐	☐	☐
	am.	☐	☐	☐	☐	☐	☐	☐
	am.	☐	☐	☐	☐	☐	☐	☐
	pm.	☐	☐	☐	☐	☐	☐	☐
	pm.	☐	☐	☐	☐	☐	☐	☐
	am.	☐	☐	☐	☐	☐	☐	☐
	am.	☐	☐	☐	☐	☐	☐	☐
	pm.	☐	☐	☐	☐	☐	☐	☐
	pm.	☐	☐	☐	☐	☐	☐	☐
	am.	☐	☐	☐	☐	☐	☐	☐
	am.	☐	☐	☐	☐	☐	☐	☐
	pm.	☐	☐	☐	☐	☐	☐	☐
	pm.	☐	☐	☐	☐	☐	☐	☐
	am.	☐	☐	☐	☐	☐	☐	☐
	am.	☐	☐	☐	☐	☐	☐	☐
	pm.	☐	☐	☐	☐	☐	☐	☐
	pm.	☐	☐	☐	☐	☐	☐	☐
	am.	☐	☐	☐	☐	☐	☐	☐
	am.	☐	☐	☐	☐	☐	☐	☐
	pm.	☐	☐	☐	☐	☐	☐	☐
	pm.	☐	☐	☐	☐	☐	☐	☐

Appunti

Inizio settimana: _____   **Fine settimana:** _____

Farmaco e dosaggio giornaliero	Tempo	L	M	M	G	V	S	D
	am.	☐	☐	☐	☐	☐	☐	☐
	am.	☐	☐	☐	☐	☐	☐	☐
	pm.	☐	☐	☐	☐	☐	☐	☐
	pm.	☐	☐	☐	☐	☐	☐	☐
	am.	☐	☐	☐	☐	☐	☐	☐
	am.	☐	☐	☐	☐	☐	☐	☐
	pm.	☐	☐	☐	☐	☐	☐	☐
	pm.	☐	☐	☐	☐	☐	☐	☐
	am.	☐	☐	☐	☐	☐	☐	☐
	am.	☐	☐	☐	☐	☐	☐	☐
	pm.	☐	☐	☐	☐	☐	☐	☐
	pm.	☐	☐	☐	☐	☐	☐	☐
	am.	☐	☐	☐	☐	☐	☐	☐
	am.	☐	☐	☐	☐	☐	☐	☐
	pm.	☐	☐	☐	☐	☐	☐	☐
	pm.	☐	☐	☐	☐	☐	☐	☐
	am.	☐	☐	☐	☐	☐	☐	☐
	am.	☐	☐	☐	☐	☐	☐	☐
	pm.	☐	☐	☐	☐	☐	☐	☐
	pm.	☐	☐	☐	☐	☐	☐	☐
	am.	☐	☐	☐	☐	☐	☐	☐
	am.	☐	☐	☐	☐	☐	☐	☐
	pm.	☐	☐	☐	☐	☐	☐	☐
	pm.	☐	☐	☐	☐	☐	☐	☐
	am.	☐	☐	☐	☐	☐	☐	☐
	am.	☐	☐	☐	☐	☐	☐	☐
	pm.	☐	☐	☐	☐	☐	☐	☐
	pm.	☐	☐	☐	☐	☐	☐	☐

Appunti

Inizio settimana: _____   **Fine settimana:** _____

Farmaco e dosaggio giornaliero	Tempo	L	M	M	G	V	S	D
	am.	☐	☐	☐	☐	☐	☐	☐
	am.	☐	☐	☐	☐	☐	☐	☐
	pm.	☐	☐	☐	☐	☐	☐	☐
	pm.	☐	☐	☐	☐	☐	☐	☐
	am.	☐	☐	☐	☐	☐	☐	☐
	am.	☐	☐	☐	☐	☐	☐	☐
	pm.	☐	☐	☐	☐	☐	☐	☐
	pm.	☐	☐	☐	☐	☐	☐	☐
	am.	☐	☐	☐	☐	☐	☐	☐
	am.	☐	☐	☐	☐	☐	☐	☐
	pm.	☐	☐	☐	☐	☐	☐	☐
	pm.	☐	☐	☐	☐	☐	☐	☐
	am.	☐	☐	☐	☐	☐	☐	☐
	am.	☐	☐	☐	☐	☐	☐	☐
	pm.	☐	☐	☐	☐	☐	☐	☐
	pm.	☐	☐	☐	☐	☐	☐	☐
	am.	☐	☐	☐	☐	☐	☐	☐
	am.	☐	☐	☐	☐	☐	☐	☐
	pm.	☐	☐	☐	☐	☐	☐	☐
	pm.	☐	☐	☐	☐	☐	☐	☐
	am.	☐	☐	☐	☐	☐	☐	☐
	am.	☐	☐	☐	☐	☐	☐	☐
	pm.	☐	☐	☐	☐	☐	☐	☐
	pm.	☐	☐	☐	☐	☐	☐	☐
	am.	☐	☐	☐	☐	☐	☐	☐
	am.	☐	☐	☐	☐	☐	☐	☐
	pm.	☐	☐	☐	☐	☐	☐	☐
	pm.	☐	☐	☐	☐	☐	☐	☐

Appunti

Inizio settimana: _____   **Fine settimana:** _____

Farmaco e dosaggio giornaliero	Tempo	L	M	M	G	V	S	D
	am.	☐	☐	☐	☐	☐	☐	☐
	am.	☐	☐	☐	☐	☐	☐	☐
	pm.	☐	☐	☐	☐	☐	☐	☐
	pm.	☐	☐	☐	☐	☐	☐	☐
	am.	☐	☐	☐	☐	☐	☐	☐
	am.	☐	☐	☐	☐	☐	☐	☐
	pm.	☐	☐	☐	☐	☐	☐	☐
	pm.	☐	☐	☐	☐	☐	☐	☐
	am.	☐	☐	☐	☐	☐	☐	☐
	am.	☐	☐	☐	☐	☐	☐	☐
	pm.	☐	☐	☐	☐	☐	☐	☐
	pm.	☐	☐	☐	☐	☐	☐	☐
	am.	☐	☐	☐	☐	☐	☐	☐
	am.	☐	☐	☐	☐	☐	☐	☐
	pm.	☐	☐	☐	☐	☐	☐	☐
	pm.	☐	☐	☐	☐	☐	☐	☐
	am.	☐	☐	☐	☐	☐	☐	☐
	am.	☐	☐	☐	☐	☐	☐	☐
	pm.	☐	☐	☐	☐	☐	☐	☐
	pm.	☐	☐	☐	☐	☐	☐	☐
	am.	☐	☐	☐	☐	☐	☐	☐
	am.	☐	☐	☐	☐	☐	☐	☐
	pm.	☐	☐	☐	☐	☐	☐	☐
	pm.	☐	☐	☐	☐	☐	☐	☐
	am.	☐	☐	☐	☐	☐	☐	☐
	am.	☐	☐	☐	☐	☐	☐	☐
	pm.	☐	☐	☐	☐	☐	☐	☐
	pm.	☐	☐	☐	☐	☐	☐	☐

Appunti

Inizio settimana: _____   **Fine settimana:** _____

Farmaco e dosaggio giornaliero	Tempo	L	M	M	G	V	S	D
	am.	☐	☐	☐	☐	☐	☐	☐
	am.	☐	☐	☐	☐	☐	☐	☐
	pm.	☐	☐	☐	☐	☐	☐	☐
	pm.	☐	☐	☐	☐	☐	☐	☐
	am.	☐	☐	☐	☐	☐	☐	☐
	am.	☐	☐	☐	☐	☐	☐	☐
	pm.	☐	☐	☐	☐	☐	☐	☐
	pm.	☐	☐	☐	☐	☐	☐	☐
	am.	☐	☐	☐	☐	☐	☐	☐
	am.	☐	☐	☐	☐	☐	☐	☐
	pm.	☐	☐	☐	☐	☐	☐	☐
	pm.	☐	☐	☐	☐	☐	☐	☐
	am.	☐	☐	☐	☐	☐	☐	☐
	am.	☐	☐	☐	☐	☐	☐	☐
	pm.	☐	☐	☐	☐	☐	☐	☐
	pm.	☐	☐	☐	☐	☐	☐	☐
	am.	☐	☐	☐	☐	☐	☐	☐
	am.	☐	☐	☐	☐	☐	☐	☐
	pm.	☐	☐	☐	☐	☐	☐	☐
	pm.	☐	☐	☐	☐	☐	☐	☐
	am.	☐	☐	☐	☐	☐	☐	☐
	am.	☐	☐	☐	☐	☐	☐	☐
	pm.	☐	☐	☐	☐	☐	☐	☐
	pm.	☐	☐	☐	☐	☐	☐	☐
	am.	☐	☐	☐	☐	☐	☐	☐
	am.	☐	☐	☐	☐	☐	☐	☐
	pm.	☐	☐	☐	☐	☐	☐	☐
	pm.	☐	☐	☐	☐	☐	☐	☐

Appunti

Inizio settimana: _____   **Fine settimana:** _____

Farmaco e dosaggio giornaliero	Tempo	L	M	M	G	V	S	D
	am.	☐	☐	☐	☐	☐	☐	☐
	am.	☐	☐	☐	☐	☐	☐	☐
	pm.	☐	☐	☐	☐	☐	☐	☐
	pm.	☐	☐	☐	☐	☐	☐	☐
	am.	☐	☐	☐	☐	☐	☐	☐
	am.	☐	☐	☐	☐	☐	☐	☐
	pm.	☐	☐	☐	☐	☐	☐	☐
	pm.	☐	☐	☐	☐	☐	☐	☐
	am.	☐	☐	☐	☐	☐	☐	☐
	am.	☐	☐	☐	☐	☐	☐	☐
	pm.	☐	☐	☐	☐	☐	☐	☐
	pm.	☐	☐	☐	☐	☐	☐	☐
	am.	☐	☐	☐	☐	☐	☐	☐
	am.	☐	☐	☐	☐	☐	☐	☐
	pm.	☐	☐	☐	☐	☐	☐	☐
	pm.	☐	☐	☐	☐	☐	☐	☐
	am.	☐	☐	☐	☐	☐	☐	☐
	am.	☐	☐	☐	☐	☐	☐	☐
	pm.	☐	☐	☐	☐	☐	☐	☐
	pm.	☐	☐	☐	☐	☐	☐	☐
	am.	☐	☐	☐	☐	☐	☐	☐
	am.	☐	☐	☐	☐	☐	☐	☐
	pm.	☐	☐	☐	☐	☐	☐	☐
	pm.	☐	☐	☐	☐	☐	☐	☐
	am.	☐	☐	☐	☐	☐	☐	☐
	am.	☐	☐	☐	☐	☐	☐	☐
	pm.	☐	☐	☐	☐	☐	☐	☐
	pm.	☐	☐	☐	☐	☐	☐	☐

Appunti

Inizio settimana: _____   **Fine settimana:** _____

Farmaco e dosaggio giornaliero	Tempo	L	M	M	G	V	S	D
	am.	☐	☐	☐	☐	☐	☐	☐
	am.	☐	☐	☐	☐	☐	☐	☐
	pm.	☐	☐	☐	☐	☐	☐	☐
	pm.	☐	☐	☐	☐	☐	☐	☐
	am.	☐	☐	☐	☐	☐	☐	☐
	am.	☐	☐	☐	☐	☐	☐	☐
	pm.	☐	☐	☐	☐	☐	☐	☐
	pm.	☐	☐	☐	☐	☐	☐	☐
	am.	☐	☐	☐	☐	☐	☐	☐
	am.	☐	☐	☐	☐	☐	☐	☐
	pm.	☐	☐	☐	☐	☐	☐	☐
	pm.	☐	☐	☐	☐	☐	☐	☐
	am.	☐	☐	☐	☐	☐	☐	☐
	am.	☐	☐	☐	☐	☐	☐	☐
	pm.	☐	☐	☐	☐	☐	☐	☐
	pm.	☐	☐	☐	☐	☐	☐	☐
	am.	☐	☐	☐	☐	☐	☐	☐
	am.	☐	☐	☐	☐	☐	☐	☐
	pm.	☐	☐	☐	☐	☐	☐	☐
	pm.	☐	☐	☐	☐	☐	☐	☐
	am.	☐	☐	☐	☐	☐	☐	☐
	am.	☐	☐	☐	☐	☐	☐	☐
	pm.	☐	☐	☐	☐	☐	☐	☐
	pm.	☐	☐	☐	☐	☐	☐	☐
	am.	☐	☐	☐	☐	☐	☐	☐
	am.	☐	☐	☐	☐	☐	☐	☐
	pm.	☐	☐	☐	☐	☐	☐	☐
	pm.	☐	☐	☐	☐	☐	☐	☐

Appunti

Inizio settimana: _____   **Fine settimana:** _____

Farmaco e dosaggio giornaliero	Tempo	L	M	M	G	V	S	D
	am.	☐	☐	☐	☐	☐	☐	☐
	am.	☐	☐	☐	☐	☐	☐	☐
	pm.	☐	☐	☐	☐	☐	☐	☐
	pm.	☐	☐	☐	☐	☐	☐	☐
	am.	☐	☐	☐	☐	☐	☐	☐
	am.	☐	☐	☐	☐	☐	☐	☐
	pm.	☐	☐	☐	☐	☐	☐	☐
	pm.	☐	☐	☐	☐	☐	☐	☐
	am.	☐	☐	☐	☐	☐	☐	☐
	am.	☐	☐	☐	☐	☐	☐	☐
	pm.	☐	☐	☐	☐	☐	☐	☐
	pm.	☐	☐	☐	☐	☐	☐	☐
	am.	☐	☐	☐	☐	☐	☐	☐
	am.	☐	☐	☐	☐	☐	☐	☐
	pm.	☐	☐	☐	☐	☐	☐	☐
	pm.	☐	☐	☐	☐	☐	☐	☐
	am.	☐	☐	☐	☐	☐	☐	☐
	am.	☐	☐	☐	☐	☐	☐	☐
	pm.	☐	☐	☐	☐	☐	☐	☐
	pm.	☐	☐	☐	☐	☐	☐	☐
	am.	☐	☐	☐	☐	☐	☐	☐
	am.	☐	☐	☐	☐	☐	☐	☐
	pm.	☐	☐	☐	☐	☐	☐	☐
	pm.	☐	☐	☐	☐	☐	☐	☐
	am.	☐	☐	☐	☐	☐	☐	☐
	am.	☐	☐	☐	☐	☐	☐	☐
	pm.	☐	☐	☐	☐	☐	☐	☐
	pm.	☐	☐	☐	☐	☐	☐	☐

Appunti

Inizio settimana: _____   **Fine settimana:** _____

Farmaco e dosaggio giornaliero	Tempo	L	M	M	G	V	S	D
	am.	☐	☐	☐	☐	☐	☐	☐
	am.	☐	☐	☐	☐	☐	☐	☐
	pm.	☐	☐	☐	☐	☐	☐	☐
	pm.	☐	☐	☐	☐	☐	☐	☐
	am.	☐	☐	☐	☐	☐	☐	☐
	am.	☐	☐	☐	☐	☐	☐	☐
	pm.	☐	☐	☐	☐	☐	☐	☐
	pm.	☐	☐	☐	☐	☐	☐	☐
	am.	☐	☐	☐	☐	☐	☐	☐
	am.	☐	☐	☐	☐	☐	☐	☐
	pm.	☐	☐	☐	☐	☐	☐	☐
	pm.	☐	☐	☐	☐	☐	☐	☐
	am.	☐	☐	☐	☐	☐	☐	☐
	am.	☐	☐	☐	☐	☐	☐	☐
	pm.	☐	☐	☐	☐	☐	☐	☐
	pm.	☐	☐	☐	☐	☐	☐	☐
	am.	☐	☐	☐	☐	☐	☐	☐
	am.	☐	☐	☐	☐	☐	☐	☐
	pm.	☐	☐	☐	☐	☐	☐	☐
	pm.	☐	☐	☐	☐	☐	☐	☐
	am.	☐	☐	☐	☐	☐	☐	☐
	am.	☐	☐	☐	☐	☐	☐	☐
	pm.	☐	☐	☐	☐	☐	☐	☐
	pm.	☐	☐	☐	☐	☐	☐	☐
	am.	☐	☐	☐	☐	☐	☐	☐
	am.	☐	☐	☐	☐	☐	☐	☐
	pm.	☐	☐	☐	☐	☐	☐	☐
	pm.	☐	☐	☐	☐	☐	☐	☐

Appunti

Inizio settimana: _____　　　**Fine settimana:** _____

Farmaco e dosaggio giornaliero	Tempo	L	M	M	G	V	S	D
	am.	☐	☐	☐	☐	☐	☐	☐
	am.	☐	☐	☐	☐	☐	☐	☐
	pm.	☐	☐	☐	☐	☐	☐	☐
	pm.	☐	☐	☐	☐	☐	☐	☐
	am.	☐	☐	☐	☐	☐	☐	☐
	am.	☐	☐	☐	☐	☐	☐	☐
	pm.	☐	☐	☐	☐	☐	☐	☐
	pm.	☐	☐	☐	☐	☐	☐	☐
	am.	☐	☐	☐	☐	☐	☐	☐
	am.	☐	☐	☐	☐	☐	☐	☐
	pm.	☐	☐	☐	☐	☐	☐	☐
	pm.	☐	☐	☐	☐	☐	☐	☐
	am.	☐	☐	☐	☐	☐	☐	☐
	am.	☐	☐	☐	☐	☐	☐	☐
	pm.	☐	☐	☐	☐	☐	☐	☐
	pm.	☐	☐	☐	☐	☐	☐	☐
	am.	☐	☐	☐	☐	☐	☐	☐
	am.	☐	☐	☐	☐	☐	☐	☐
	pm.	☐	☐	☐	☐	☐	☐	☐
	pm.	☐	☐	☐	☐	☐	☐	☐
	am.	☐	☐	☐	☐	☐	☐	☐
	am.	☐	☐	☐	☐	☐	☐	☐
	pm.	☐	☐	☐	☐	☐	☐	☐
	pm.	☐	☐	☐	☐	☐	☐	☐
	am.	☐	☐	☐	☐	☐	☐	☐
	am.	☐	☐	☐	☐	☐	☐	☐
	pm.	☐	☐	☐	☐	☐	☐	☐
	pm.	☐	☐	☐	☐	☐	☐	☐

Appunti

Inizio settimana: _____   **Fine settimana:** _____

Farmaco e dosaggio giornaliero	Tempo	L	M	M	G	V	S	D
	am.	☐	☐	☐	☐	☐	☐	☐
	am.	☐	☐	☐	☐	☐	☐	☐
	pm.	☐	☐	☐	☐	☐	☐	☐
	pm.	☐	☐	☐	☐	☐	☐	☐
	am.	☐	☐	☐	☐	☐	☐	☐
	am.	☐	☐	☐	☐	☐	☐	☐
	pm.	☐	☐	☐	☐	☐	☐	☐
	pm.	☐	☐	☐	☐	☐	☐	☐
	am.	☐	☐	☐	☐	☐	☐	☐
	am.	☐	☐	☐	☐	☐	☐	☐
	pm.	☐	☐	☐	☐	☐	☐	☐
	pm.	☐	☐	☐	☐	☐	☐	☐
	am.	☐	☐	☐	☐	☐	☐	☐
	am.	☐	☐	☐	☐	☐	☐	☐
	pm.	☐	☐	☐	☐	☐	☐	☐
	pm.	☐	☐	☐	☐	☐	☐	☐
	am.	☐	☐	☐	☐	☐	☐	☐
	am.	☐	☐	☐	☐	☐	☐	☐
	pm.	☐	☐	☐	☐	☐	☐	☐
	pm.	☐	☐	☐	☐	☐	☐	☐
	am.	☐	☐	☐	☐	☐	☐	☐
	am.	☐	☐	☐	☐	☐	☐	☐
	pm.	☐	☐	☐	☐	☐	☐	☐
	pm.	☐	☐	☐	☐	☐	☐	☐
	am.	☐	☐	☐	☐	☐	☐	☐
	am.	☐	☐	☐	☐	☐	☐	☐
	pm.	☐	☐	☐	☐	☐	☐	☐
	pm.	☐	☐	☐	☐	☐	☐	☐

Appunti

Inizio settimana: _____   **Fine settimana:** _____

Farmaco e dosaggio giornaliero	Tempo	L	M	M	G	V	S	D
	am.	☐	☐	☐	☐	☐	☐	☐
	am.	☐	☐	☐	☐	☐	☐	☐
	pm.	☐	☐	☐	☐	☐	☐	☐
	pm.	☐	☐	☐	☐	☐	☐	☐
	am.	☐	☐	☐	☐	☐	☐	☐
	am.	☐	☐	☐	☐	☐	☐	☐
	pm.	☐	☐	☐	☐	☐	☐	☐
	pm.	☐	☐	☐	☐	☐	☐	☐
	am.	☐	☐	☐	☐	☐	☐	☐
	am.	☐	☐	☐	☐	☐	☐	☐
	pm.	☐	☐	☐	☐	☐	☐	☐
	pm.	☐	☐	☐	☐	☐	☐	☐
	am.	☐	☐	☐	☐	☐	☐	☐
	am.	☐	☐	☐	☐	☐	☐	☐
	pm.	☐	☐	☐	☐	☐	☐	☐
	pm.	☐	☐	☐	☐	☐	☐	☐
	am.	☐	☐	☐	☐	☐	☐	☐
	am.	☐	☐	☐	☐	☐	☐	☐
	pm.	☐	☐	☐	☐	☐	☐	☐
	pm.	☐	☐	☐	☐	☐	☐	☐
	am.	☐	☐	☐	☐	☐	☐	☐
	am.	☐	☐	☐	☐	☐	☐	☐
	pm.	☐	☐	☐	☐	☐	☐	☐
	pm.	☐	☐	☐	☐	☐	☐	☐
	am.	☐	☐	☐	☐	☐	☐	☐
	am.	☐	☐	☐	☐	☐	☐	☐
	pm.	☐	☐	☐	☐	☐	☐	☐
	pm.	☐	☐	☐	☐	☐	☐	☐

Appunti

Inizio settimana: _____   **Fine settimana:** _____

Farmaco e dosaggio giornaliero	Tempo	L	M	M	G	V	S	D
	am.	☐	☐	☐	☐	☐	☐	☐
	am.	☐	☐	☐	☐	☐	☐	☐
	pm.	☐	☐	☐	☐	☐	☐	☐
	pm.	☐	☐	☐	☐	☐	☐	☐
	am.	☐	☐	☐	☐	☐	☐	☐
	am.	☐	☐	☐	☐	☐	☐	☐
	pm.	☐	☐	☐	☐	☐	☐	☐
	pm.	☐	☐	☐	☐	☐	☐	☐
	am.	☐	☐	☐	☐	☐	☐	☐
	am.	☐	☐	☐	☐	☐	☐	☐
	pm.	☐	☐	☐	☐	☐	☐	☐
	pm.	☐	☐	☐	☐	☐	☐	☐
	am.	☐	☐	☐	☐	☐	☐	☐
	am.	☐	☐	☐	☐	☐	☐	☐
	pm.	☐	☐	☐	☐	☐	☐	☐
	pm.	☐	☐	☐	☐	☐	☐	☐
	am.	☐	☐	☐	☐	☐	☐	☐
	am.	☐	☐	☐	☐	☐	☐	☐
	pm.	☐	☐	☐	☐	☐	☐	☐
	pm.	☐	☐	☐	☐	☐	☐	☐
	am.	☐	☐	☐	☐	☐	☐	☐
	am.	☐	☐	☐	☐	☐	☐	☐
	pm.	☐	☐	☐	☐	☐	☐	☐
	pm.	☐	☐	☐	☐	☐	☐	☐
	am.	☐	☐	☐	☐	☐	☐	☐
	am.	☐	☐	☐	☐	☐	☐	☐
	pm.	☐	☐	☐	☐	☐	☐	☐
	pm.	☐	☐	☐	☐	☐	☐	☐

Appunti

Inizio settimana: _____   **Fine settimana:** _____

Farmaco e dosaggio giornaliero	Tempo	L	M	M	G	V	S	D
	am.	☐	☐	☐	☐	☐	☐	☐
	am.	☐	☐	☐	☐	☐	☐	☐
	pm.	☐	☐	☐	☐	☐	☐	☐
	pm.	☐	☐	☐	☐	☐	☐	☐
	am.	☐	☐	☐	☐	☐	☐	☐
	am.	☐	☐	☐	☐	☐	☐	☐
	pm.	☐	☐	☐	☐	☐	☐	☐
	pm.	☐	☐	☐	☐	☐	☐	☐
	am.	☐	☐	☐	☐	☐	☐	☐
	am.	☐	☐	☐	☐	☐	☐	☐
	pm.	☐	☐	☐	☐	☐	☐	☐
	pm.	☐	☐	☐	☐	☐	☐	☐
	am.	☐	☐	☐	☐	☐	☐	☐
	am.	☐	☐	☐	☐	☐	☐	☐
	pm.	☐	☐	☐	☐	☐	☐	☐
	pm.	☐	☐	☐	☐	☐	☐	☐
	am.	☐	☐	☐	☐	☐	☐	☐
	am.	☐	☐	☐	☐	☐	☐	☐
	pm.	☐	☐	☐	☐	☐	☐	☐
	pm.	☐	☐	☐	☐	☐	☐	☐
	am.	☐	☐	☐	☐	☐	☐	☐
	am.	☐	☐	☐	☐	☐	☐	☐
	pm.	☐	☐	☐	☐	☐	☐	☐
	pm.	☐	☐	☐	☐	☐	☐	☐
	am.	☐	☐	☐	☐	☐	☐	☐
	am.	☐	☐	☐	☐	☐	☐	☐
	pm.	☐	☐	☐	☐	☐	☐	☐
	pm.	☐	☐	☐	☐	☐	☐	☐

Appunti

Inizio settimana: _____   **Fine settimana:** _____

Farmaco e dosaggio giornaliero	Tempo	L	M	M	G	V	S	D
	am.	☐	☐	☐	☐	☐	☐	☐
	am.	☐	☐	☐	☐	☐	☐	☐
	pm.	☐	☐	☐	☐	☐	☐	☐
	pm.	☐	☐	☐	☐	☐	☐	☐
	am.	☐	☐	☐	☐	☐	☐	☐
	am.	☐	☐	☐	☐	☐	☐	☐
	pm.	☐	☐	☐	☐	☐	☐	☐
	pm.	☐	☐	☐	☐	☐	☐	☐
	am.	☐	☐	☐	☐	☐	☐	☐
	am.	☐	☐	☐	☐	☐	☐	☐
	pm.	☐	☐	☐	☐	☐	☐	☐
	pm.	☐	☐	☐	☐	☐	☐	☐
	am.	☐	☐	☐	☐	☐	☐	☐
	am.	☐	☐	☐	☐	☐	☐	☐
	pm.	☐	☐	☐	☐	☐	☐	☐
	pm.	☐	☐	☐	☐	☐	☐	☐
	am.	☐	☐	☐	☐	☐	☐	☐
	am.	☐	☐	☐	☐	☐	☐	☐
	pm.	☐	☐	☐	☐	☐	☐	☐
	pm.	☐	☐	☐	☐	☐	☐	☐
	am.	☐	☐	☐	☐	☐	☐	☐
	am.	☐	☐	☐	☐	☐	☐	☐
	pm.	☐	☐	☐	☐	☐	☐	☐
	pm.	☐	☐	☐	☐	☐	☐	☐
	am.	☐	☐	☐	☐	☐	☐	☐
	am.	☐	☐	☐	☐	☐	☐	☐
	pm.	☐	☐	☐	☐	☐	☐	☐
	pm.	☐	☐	☐	☐	☐	☐	☐

Appunti

www.ingramcontent.com/pod-product-compliance
Lightning Source LLC
LaVergne TN
LVHW020429080526
838202LV00055B/5088